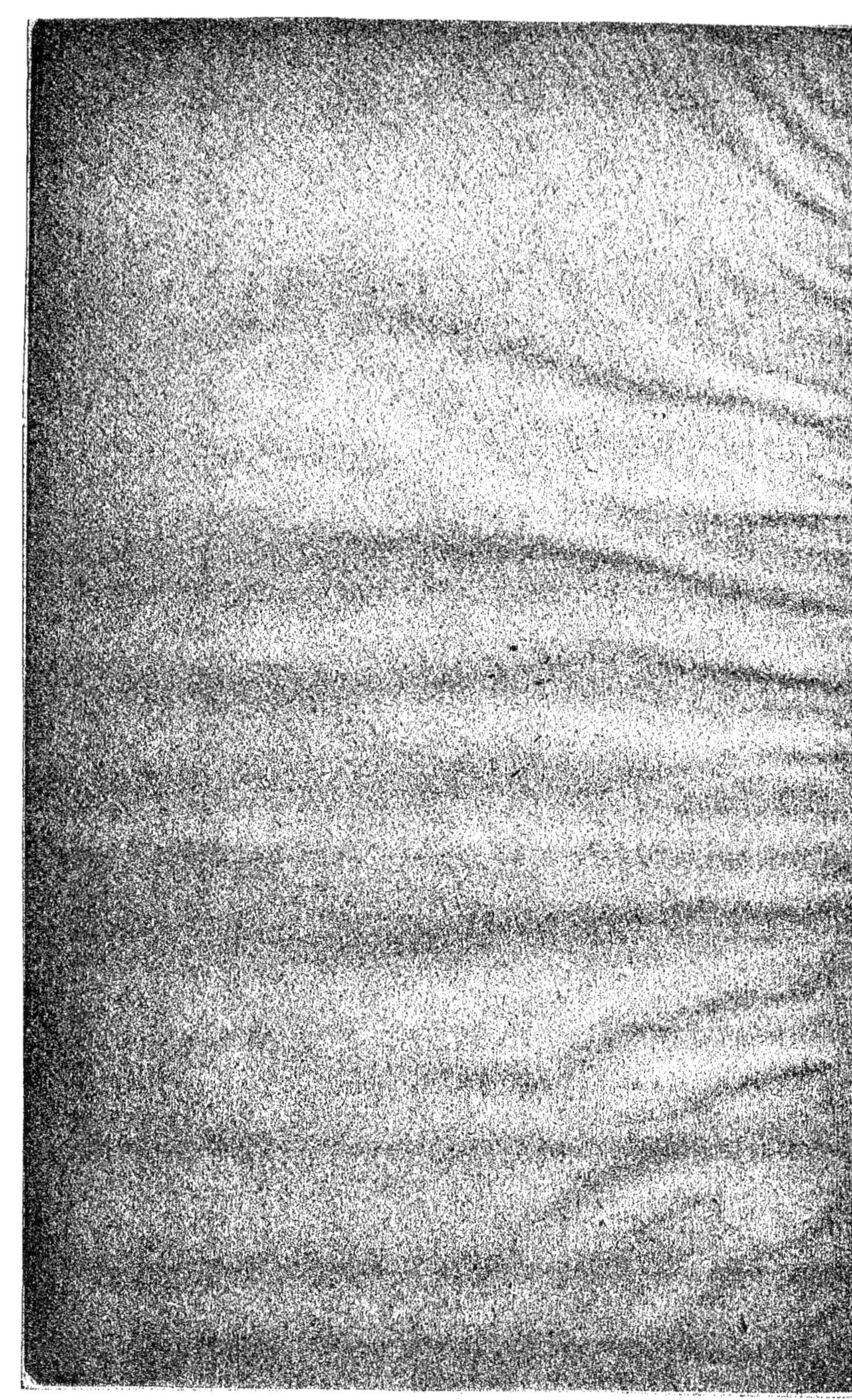

L'ŒIL

ET LE CERVEAU

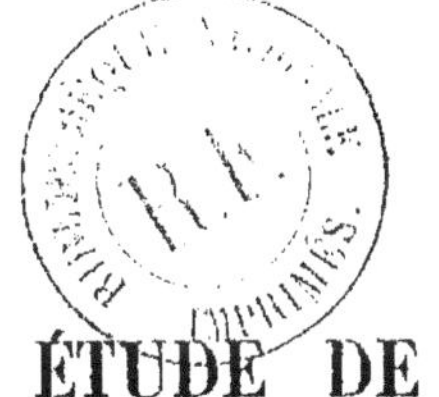

ÉTUDE DE PHYSIOLOGIE NERVEUSE

PAR

LE DOCTEUR SURBLED

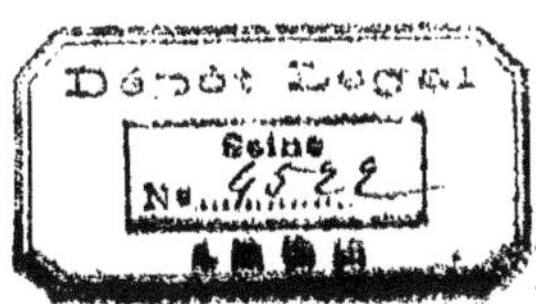

(Extrait de la REVUE THOMISTE)

PARIS

BUREAUX DE LA *REVUE THOMISTE*

222, FAUBOURG SAINT-HONORÉ, 222

1896

L'ŒIL ET LE CERVEAU

ÉTUDE DE PHYSIOLOGIE NERVEUSE

La lumière est un beau don du ciel.

Nous vivons baignés dans ses effluves, et nous y sommes tellement accoutumés que nous en apprécions mal les incomparables vertus. Interrogez un aveugle par accident : il vous dira les sombres et désespérantes tristesses de son existence présente, les infinies jouissances que son infirmité lui a fait perdre; et, appréciant mieux les avantages de vos deux yeux, vous remercierez Dieu de vous avoir donné la vue. Étudiez plus à fond la vision, et vous reconnaîtrez dans ce sens merveilleux la marque de l'Artiste divin qui nous a si généreusement dotés.

L'*œil* et la *vue* sont inséparables et dans une telle corrélation que les deux termes sont pris l'un pour l'autre dans le langage usuel; toutefois il ne faut pas prendre à la lettre le sentiment vulgaire. L'œil est un admirable instrument, mais la vision ne se confine pas dans l'œil. Le sens de la vue s'exerce par l'œil, c'est incontestable; mais l'œil à son tour, ou plus exactement la rétine qui en est l'élément principal et essentiel, est une expansion directe de l'organe cérébral; de sorte que le cerveau est véritablement l'organe du sens visuel. Nous attribuons toujours la vue d'un objet à l'œil tout seul, mais il est constant qu'elle nous arrive aussi par le cerveau. La conscience sensible dont l'encéphale est le siège nous donne la vision qui a été reçue par la rétine et transmise au cerveau par le nerf optique. Il y a là un enchaînement de centres sensibles qui est nécessaire pour constituer la sensation : il ne fait doute pour personne, bien que la valeur des différents centres soit actuellement discutée. Bossuet l'avait très exactement indiqué il y a plus de deux siècles.

« Il se fait en toutes les sensations, dit l'illustre évêque de Meaux, un mouvement enchaîné qui commence à l'objet et se termine au dedans du cerveau. Dans la vue le rayon doit se réfléchir de dessus l'objet. Voilà donc un mouvement qui commence à l'objet; mais ce n'est rien s'il ne continue dans tout le milieu qui est entre l'objet et nous. Mais posons qu'il n'y ait rien dans le milieu qui empêche le mouvement de se continuer jusqu'à moi; ce n'est pas assez. Si je ferme les yeux, les rayons réfléchis viendront à moi inutilement. Il faut donc que ce mouvement, qui a commencé à l'objet et s'est étendu dans le milieu, se continue encore dans les organes. Et on sait qu'il se pousse le long des nerfs jusqu'au dedans du cerveau. *Toute cette suite de mouvements enchaînés et continués est nécessaire pour la sensation*, et c'est après tout cela qu'elle s'excite dans l'âme. Mais le secret de la nature, ou, pour mieux parler, celui de Dieu, est d'*exciter la sensation où l'enchaînement finit*, c'est-à-dire où le nerf ébranlé aboutit au cerveau, et de *faire qu'elle soit rapportée à l'endroit où l'enchaînement commence*, c'est-à-dire à l'objet même (1). »

Cherchant à expliquer comment les sensations sont attachées à l'ébranlement des nerfs, Bossuet résume sa doctrine dans les propositions suivantes :

« Les nerfs sont ébranlés par les objets du dehors qui frappent les sens.

« Cet ébranlement des nerfs frappés par les objets se continue jusqu'au dedans de la tête et du cerveau.

« Le sentiment est attaché à cet ébranlement des nerfs.

« L'ébranlement des nerfs, auquel le sentiment est attaché, doit être considéré dans toute son étendue, c'est-à-dire en tant qu'il se communique d'une extrémité à l'autre des parties du nerf qui sont frappées au dehors, jusqu'à l'endroit où il sort du cerveau.

« Quoique le sentiment soit principalement uni à l'ébranlement du nerf au-dedans du cerveau, l'âme, qui est présente à tout le corps, rapporte le sentiment qu'elle reçoit à l'extrémité où l'objet frappe (2). »

Cette page est remarquable de profondeur et d'exactitude. Bossuet y apprécie très justement les conditions de la sensation, et la science moderne n'apporte pas à son sentiment de modification importante. Sans doute il n'est plus question d'*ébranlement des*

---

(1) *Connaissance de Dieu et de soi-même*, ch. III, § 7.
(2) *Op. cit.*, ch. III, § 6.

nerfs, mais Bossuet lui-même, qui rejette la comparaison grossière de l'impression sensible avec la marque d'un cachet sur la cire, est loin de croire à l'*ébranlement physique* des nerfs. A défaut d'un mot approprié, il se sert du terme *ébranlement* pour signifier la modification organique et vitale qui résulte de l'impression extérieure et assure la sensation. « Ce qui se fait dans les nerfs, dit-il, c'est-à-dire l'ébranlement auquel le sentiment est attaché, n'est ni senti ni connu. *Tout ce que nous en savons nous vient du raisonnement*, qui n'appartient pas à la sensation et n'y sert de rien (1). » Aujourd'hui comme alors la vie intime des fibres et des cellules nerveuses nous est obstinément fermée, et la nature de l'*influx nerveux* (*esprits animaux* des anciens) reste un mystère. Mais notre siècle a sur celui de Bossuet l'avantage de connaître la constitution anatomique du cerveau, d'y trouver les différents centres sensibles et d'y suivre les faisceaux de fibres qui unissent ces centres aux organes de la sensibilité externe.

Le sens de la vue, qui a été plus particulièrement étudié, s'exerce à la fois par les yeux et par les centres de l'écorce corticale : quelle est la part respective de ces deux organes nerveux dans l'acte visuel? Telle est l'importante et difficile question qui se pose : nous allons essayer de la résoudre dans les pages qui suivent.

I

Avant les admirables travaux qui ont établi la *doctrine des localisations* et qui datent seulement de vingt ans, la science tenait le cerveau pour un organe à part, pour le *siège de la pensée* et le *sanctuaire de l'âme*. Les matérialistes n'étaient pas seuls à regarder le cerveau et particulièrement la substance grise corticale comme préposée à l'intelligence, les spiritualistes eux-mêmes admettaient l'*organe intellectuel*. Les expériences répétées des physiologistes trouvant le cerveau inexcitable et la moelle allongée sensible, une conclusion s'imposait : on attribuait d'un commun accord la sensibilité et le mouvement aux organes de la base cérébrale, aux ganglions centraux et à la protubérance. Comme ces

(1) *Op. cit.*, ch. III, § 7.

centres suffisaient aux facultés inférieures de la vie animale, les hémisphères étaient réservés aux facultés supérieures de l'esprit.

L'intelligence étant ainsi donnée comme l'apanage du cerveau, bien des faits qui auraient dû éclairer les expérimentateurs les confirmaient dans leur erreur. L'œil, par exemple, a besoin du concours cérébral pour s'exercer. Est-ce parce que le cerveau est l'organe sensible? Nullement, puisque les anciens physiologistes, nous l'avons vu, ont déclaré le cerveau inexcitable, insensible. *C'est parce qu'il n'y a pas de vue sans intelligence.* On ose à peine transcrire une pareille hérésie scientifique, professée longtemps par d'illustres maîtres, et citer l'étrange expérience que le bon Flourens avait imaginée pour la soutenir.

« *L'œil ne voit pas,* écrit-il, *c'est l'intelligence qui voit par l'œil.*

« Et il y a une expérience directe *qui le démontre formellement.*

« Quand on enlève le cerveau proprement dit à un animal, l'animal perd toute intelligence. Mais, par rapport à l'œil, rien n'est changé : les objets continuent à se peindre sur la rétine, l'iris reste contractile, le nerf optique excitable. Et cependant l'animal ne voit plus ; *il n'y a plus vision parce qu'il n'y a plus intelligence* (1). »

Flourens ne se rendait pas compte de son erreur logique : il était très fier d'avoir ainsi *démontré* l'intelligence, et on le regardait unanimement comme l'un des piliers du spiritualisme. Dans l'autre camp régnait la même théorie, et la même confiance : il est vrai que cette dernière était plus justifiée. L'esprit n'avait pas de redoutables défenseurs. Les matérialistes, toujours obstinés à ne voir dans la *pensée* qu'une *sensation supérieure*, professaient que les sensations, reçues dans les ganglions centraux, étaient définitivement transformées et élaborées dans les couches corticales. Là seulement s'opérait la sensation complète, c'est-à-dire la pensée consciente. Un de nos confrères, réputé comme théoricien, le Dr Luys, a longtemps soutenu que les couches optiques étaient le siège de la sensibilité générale et spéciale. Ces ganglions étaient, pour lui, les grands centres de réception des impressions sensorielles, des sortes de relais placés sur le trajet des impressions centripètes dans lesquelles ces dernières subiraient une première

---

(1) *De l'instinct et de l'intelligence des animaux,* 3e éd., p. 116. Voir aussi *Recherches expérimentales sur les propriétés et les fonctions du système nerveux,* 2e éd.

élaboration avant d'atteindre l'écorce cérébrale, où elles seraient définitivement perçues. Notre confrère ne s'est pas contenté de cette vue générale, et il a assigné dans les ganglions des points de passage pour les différents sens : ainsi les impressions olfactives traverseraient le *centre antérieur* ou *olfactif*, les impressions visuelles le *centre moyen* ou *optique*, etc.

Cette conception, où l'imagination a une grande part et l'observation une très petite, a été vivement combattue et est très discutable : quelques faits l'ont appuyée, mais beaucoup d'autres l'ont infirmée, et elle n'est pas reçue dans la science. Des expériences nombreuses démontrent que la lésion des couches optiques n'affaiblit pas la sensibilité générale (Vulpian, Nothnagel, Ferrier, Lussana, Laborde). Quant à la sensibilité spéciale, dont l'étude est encore peu avancée, il est établi qu'elle a des relations avec les ganglions, mais qu'elle n'en dépend pas : nous en reparlerons plus loin.

La découverte des *centres moteurs et sensitifs* est venue révolutionner la physiologie cérébrale. Les vieilles doctrines ont dû céder la place à la nouvelle *doctrine des localisations :* les expériences sur l'encéphale ont été reprises dans des conditions meilleures et ont révélé la nature sensible du cerveau. Cet organe ne fait plus peur aux physiologistes : c'est un organe nerveux et commun. Sa surface corticale, qu'on a si longtemps attribuée aux facultés supérieures, est semée de *centres moteurs et sensitifs*. C'est donc simplement un organe de sensibilité et de mouvement.

L'importance de la nouvelle doctrine est considérable non seulement au point de vue de la physiologie, mais à celui de la philosophie spiritualiste, ainsi que nous l'avons démontré ici même (1). D'une part les savants, égarés depuis longtemps dans les voies trompeuses du matérialisme, sont ramenés à la science des faits et trouvent devant eux une mine inépuisable de merveilleuses découvertes. De l'autre, la philosophie est délivrée des entraves d'une doctrine sectaire et rencontre dans les *localisations cérébrales* la base d'un accord facile et complet avec la physiologie.

Tous les savants n'ont pu se résoudre à accepter un enseignement qui bouleverse les idées reçues; et parmi eux nous

---

(1) Voir le n° de janvier 1895.

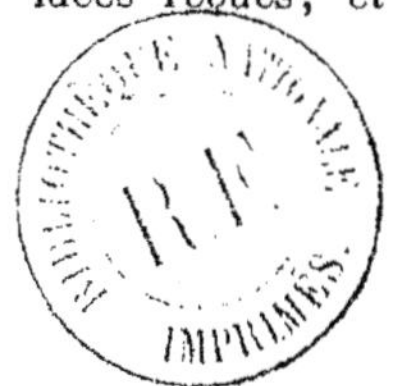

regrettons de rencontrer un maître de la science spiritualiste et chrétienne, le Dr Ferrand. Notre distingué confrère, dans le travail qu'il a récemment soumis au Congrès scientifique international de Bruxelles, croit encore aux théories démodées de Luys et prétend les concilier avec les dernières découvertes : c'est une tâche impossible, comme nous allons le montrer.

Le Dr Ferrand estime « que l'on peut reconnaître dans le système nerveux, pour les trois grandes fonctions sensorielles qui dominent les aptitudes sensibles de l'individu, visuelles, auditives ou motrices, trois sièges distincts : celui de l'impression périphérique, celui de la sensation pure, à la base du cerveau, et celui des images, actuelles ou remémorées, dans l'écorce des circonvolutions cérébrales (1). » Mais il n'a pas pu vérifier cette thèse pour les différents sens, et il se borne à étudier particulièrement la vue.

« On pourrait, écrit-il, distinguer dans l'appareil de la vision : 1° l'œil, avec sa surface nerveuse, profonde, la rétine sensible à l'impression de la lumière ; 2° les ganglions nerveux de la base du cerveau reliés à la rétine par les nerfs optiques, savoir, les couches optiques et surtout les tubercules quadrijumeaux antérieurs, organes préposés aux actes réflexes d'accommodation et de mesure dans l'acte visuel, et *par conséquent* siège de la sensation proprement dite ; 3° l'écorce cérébrale des circonvolutions occipitales, auxquelles se rendent les filets nerveux venus des tubercules quadrijumeaux ; cette région de l'écorce étant le centre psycho-optique, en d'autres termes, le siège de collection des images visuelles.

« En d'autres termes, l'appareil sensoriel périphérique est l'organe de l'impression sensible ; le centre ganglionnaire, l'organe de la collection sensible, de la *sensation crue*, selon l'expression de Vulpian, et le siège des réflexes, propres et accessoires, qui actionnent l'organe périphérique, et enfin l'écorce cérébrale est l'organe de l'image sensible, représentation actuelle susceptible de se réveiller par le souvenir, en un mot le *centre psychique* de la sensation. »

Sans nous arrêter à cette expression impropre de *centre psy-*

____

(1) *Les Localisations cérébrales et les images sensibles*, 1894.

chique qui est à l'usage des matérialistes et ne convient guère à une faculté sensible comme la vision, essayons de résumer l'opinion de notre confrère. Pour lui, l'imagination réside à la couche corticale, la sensibilité dans les ganglions centraux. — Et l'œil, direz-vous, ne compte-t-il pas dans l'acte visuel? Le Dr Ferrand veut bien lui accorder l'impression sensible : c'est peu. Sur tous ces points, nous sommes en désaccord avec notre confrère et nous avons pour nous les dernières découvertes de la cérébrologie.

Le siège de l'imagination est absolument inconnu.

Les couches optiques ne président pas à la sensibilité.

L'œil est l'agent essentiel de la vision, autant du moins que ses connexions fibrillaires avec le centre visuel de l'écorce cérébrale demeurent entières.

Telles sont les propositions que l'état actuel de la science permet de formuler et que nous allons successivement démontrer.

II

L'imagination est une faculté sensible qui a certainement le cerveau pour organe; mais nul ne sait la partie de cet organe qui lui est assignée. Réside-t-elle dans la couche corticale, dans le lobe frontal ou dans le lobe occipital, dans les ganglions centraux? La science reste muette devant cette interrogation curieuse. Le Dr Ferrand et beaucoup d'autres tiennent pour l'écorce, parce qu'elle paraît être le terme des fibres nerveuses; mais rien ne prouve que les fibres arrivées à l'écorce cérébrale ne se réfléchissent pas et ne viennent pas aboutir aux ganglions centraux. Les innombrables fibres de la *couronne rayonnante* ne nous disent pas dans quel sens elles conduisent l'influx nerveux. Pour notre part, nous serions porté à croire que les ganglions sont plutôt que l'écorce un organe d'accumulation et de perfectionnement; mais encore une fois nous n'avons de ce côté aucune donnée positive, et le meilleur parti est d'avouer notre ignorance,

Les relations des fibres sensitives avec les ganglions centraux et surtout avec les couches optiques ne sont pas contestables. On s'accorde pour reconnaître que ces dernières reçoivent des fibres nombreuses de la moelle et du bulbe par les pédoncules cérébraux, du cervelet par les pédoncules cérébelleux supérieurs. Mais des relations certaines avec les fibres sensibles n'indiquent nullement que les couches optiques président à la sensibilité : aucune expérience décisive du moins n'a confirmé l'hypothèse de Luys. La lésion de ces ganglions entraîne parfois des troubles sensitifs. Celle du faisceau sensitif de la capsule interne a le même effet : qui pense à localiser la sensibilité dans la capsule interne ? La vérité est que la région ganglionnaire centrale est un *lieu de passage* des fibres, qu'elles viennent de la périphérie ou des couches corticales : tout obstacle en ce point rompt les rapports nerveux ou y produit une perturbation grave.

N'insistons pas. M. le Dr Ferrand ne compte pas, pour appuyer sa thèse, sur les couches optiques dont le rôle reste encore très obscur, et il fait presque exclusivement appel aux tubercules quadrijumeaux antérieurs. Ces petits organes seraient, d'après lui, le siège de la sensation visuelle proprement dite : « situés à la base du cerveau, en arrière des couches optiques, ils constituent avec les corps genouillés et peut-être le pulvinar une sorte de relais sur le trajet de l'action nerveuse qui va de l'œil à l'écorce cérébrale. »

L'opinion de notre confrère n'est pas nouvelle dans la science, et il y a longtemps que Flourens, et après lui Longet, Vulpian ont regardé les tubercules quadrijumeaux comme un centre de perception visuelle.

L'expérience dont s'autorisaient ces physiologistes n'a rien de délicat ni de démonstratif : un animal privé de son cerveau, mais auquel on a laissé les tubercules quadrijumeaux, continue à suivre des yeux et de la tête la flamme d'une bougie qu'on promène devant lui. La pauvre bête *voit-elle*? Peut-être ; mais à coup sûr les mouvements qu'on constate sont d'ordre réflexe, et il faut chercher ailleurs pour les tubercules quadrijumeaux une indication de leur rôle. Ce rôle est aujourd'hui reconnu par la physiologie : les tubercules sont un centre réflexe de coordination pour les mouvements de l'œil et de la pupille. Toutes les fois que ces organes sont gravement lésés (paralysie générale, ataxie locomotrice) ou extirpés, les mouvements de l'iris se suppriment, la pupille reste immobile. Les tubercules quadrijumeaux ont donc un rôle réflexe d'accommodation qui ne peut se confondre avec celui de la sensation visuelle, comme le veut le D' Ferrand.

Si la sensation n'appartient ni aux couches optiques ni aux tubercules quadrijumeaux, elle relève de l'œil ou des couches corticales. Mais chacun de ces organes est séparément insuffisant et impuissant. L'écorce du cerveau a besoin de la rétine qui reçoit l'impression visuelle et en différencie les formes. L'œil voit, mais il n'a point la conscience de son acte, et le cerveau, organe de la conscience sensible, est nécessaire pour parfaire l'acte visuel. Les couches corticales et la rétine sont reliées par un système de fibres et s'unissent ensemble dans un même acte physiologique : la vision naît de leur concours. C'est ce qui ressort manifestement des derniers travaux de la science.

III

Le *centre cortical visuel* commun à l'homme et aux animaux siège au lobe occipital et au pli courbe (Ferrier, Luciani, Tamburini, Schœfer, etc.).

On a voulu chez l'homme pousser plus loin l'analyse de la fonction en attribuant au lobe occipital la vision simple et au pli courbe la *mémoire visuelle des mots*. Ce dernier centre, auquel le D' Ferrand réserve son attention et où il place les *images visuelles*, est loin d'être établi. La *cécité verbale* résulterait toujours de sa lésion d'après les auteurs ; mais Déjerine a montré qu'elle n'existe jamais sans *agraphie* (1), en d'autres termes que la *mémoire des mouvements de l'écriture* ne va pas sans la *mémoire visuelle des mots*. Dans ces conditions comment admettre *deux* centres spéciaux et distincts ? La question n'est pas résolue.

L'existence du *centre visuel* est au contraire bien confirmée. Ce centre occupe le lobe occipital et s'étend du côté du lobe pariétal : le centre admis au pli courbe n'en est sans doute qu'une dépendance. La destruction du pli courbe chez les animaux détermine la cécité, mais cette cécité est passagère (Ferrier, Lannegrace).

(1) Société de Biologie, 1893.

Par contre les lésions du lobe occipital sont suivies d'effets durables. La destruction d'un côté amène constamment l'*hémiopie homonyme* par paralysie des côtés correspondants des deux rétines (Munk). L'enseignement de la clinique, si précieux pour vérifier les données de l'expérimentation, n'est pas encore assez précis pour nous éclairer. En effet de nombreuses observations signalent la lésion du cunéus (Munk, Chauffard, Bouveret, Oulmont, Déjerine, Audry), mais les effets sont assez différents : dans les unes il y a *hémiopie latérale homonyme* ou *amblyopie croisée*, dans les autres une *cécité psycho-sensible*, c'est-à-dire la perte des images et du souvenir. De nouvelles recherches s'imposent de ce côté pour faire la lumière.

De la rétine au centre cortical visuel, l'influx nerveux circule par un faisceau épais et continu de fibres que l'anatomie révèle. On sait que les nerfs optiques s'entre-croisent sur la ligne médiane (*chiasma*) et se continuent par les bandelettes optiques qui se portent aux corps genouillés. Chaque bandelette optique présente deux branches, dont une (*racine externe*) se rend au corps genouillé externe et contient toutes les fibres optiques, le faisceau direct et le faisceau croisé. Ces fibres pénètrent dans le corps genouillé, mais ne s'y arrêtent pas. Les unes se rendent au pulvinar de la couche optique, les autres vont au tubercule quadrijumeau antérieur, pour aller de là directement aux couches corticales du cerveau par la partie postérieure de la capsule interne (*carrefour sensitif*). Ce dernier trajet est le mieux établi : Gratiolet l'avait décrit il y a longtemps sous le nom d'*irradiations optiques* ou de *faisceau optique intra-cérébral*. C'est une partie de la *couronne rayonnante de Reil*.

Les relations étroites, directes, nécessaires de l'écorce et de la rétine ne sont pas seulement établies par l'anatomie, elles trouvent dans la physiologie expérimentale et dans la clinique une démonstration éclatante et sans réplique.

Toute lésion grave de l'œil entraîne la dégénérescence et l'atrophie du centre cortical visuel. Des observations positives établissent l'atrophie du lobe occipital dans les cas d'absence congénitale du globe oculaire (*anophthalmes*) et des nerfs optiques (Giovanardi). Tartuferi a observé la même atrophie chez les animaux à la suite de l'extirpation des yeux. Des recherches plus

précises ont montré que l'ablation de l'œil conduit à la dégénérescence des fibres depuis la bandelette optique jusqu'à la couronne de Reil, en passant par le corps genouillé externe et le tubercule quadrijumeau antérieur (Gudden, Bechterew, etc.).

Toute lésion grave de l'écorce occipitale entraîne l'atrophie des
cordons nerveux et de la rétine, la perte de la vue. Von Monakow
a signalé, après l'ablation de cette écorce, la dégénérescence des
irradiations optiques, du corps genouillé externe, du pulvinar et
de la racine antérieure de la bandelette optique (1). De nombreux
auteurs ont fait une observation analogue chez l'homme dans les
cas de foyer de ramollissement hémorrhagique ou de tumeur
ancienne du lobe occipital (Von Monakow, Moeli, Lissauer, etc.).

De récentes expériences du Dr Vitzou, de Bucharest, démontrent
bien que le lobe occipital tient la vue sous sa dépendance. Ce sa-
vant trépane un singe et opère l'ablation des lobes occipitaux.
L'animal devient aussitôt aveugle. Au bout de quatre mois la vue
reparaît un peu ; au bout de deux ans, elle est assez bonne pour
faire éviter les obstacles. Le Dr Vitzou recommence son opération,
et les mêmes résultats se produisent. *L'animal perd complètement
la vue* : il ne la recouvre en partie qu'au bout de trois mois (2).
Ces expériences intéressantes suffisent-elles à démontrer, comme
l'affirme le Dr Vitzou, la régénération du tissu nerveux cérébral ?
Nous n'osons l'affirmer; mais en tout cas elles prouvent à leur
manière le rôle visuel de l'écorce occipitale.

Ce rôle nous paraît établi, mais il est subordonné à l'intégrité
des fibres optiques. Il est clair que la vision ne peut s'exercer si
la rétine n'est pas reliée aux couches corticales, si le jeu de
l'influx nerveux n'est pas libre. Toute interruption du faisceau
optique sur son parcours (centre ovale occipital, pulvinar, tubercules nates, corps genouillé externe, bandelette optique) donne
nécessairement lieu à une *amblyopie latérale homonyme, hémiopie* ou
hémianopsie, c'est-à-dire à l'abolition de la vision dans la moitié
externe de la rétine du même côté et la moitié interne de l'autre
rétine. Loin d'enlever à la couche corticale son rôle visuel, ces
effets ne font que le confirmer.

(1) *Arch. f. Psych.*, XX, fasc. 3, et *Congrès de Berlin*, 1890.
(2) Académie des sciences, 16 sept. 1895.

IV

L'œil est l'organe essentiel de la vue : c'est presque une vérité banale. Le vulgaire est d'accord avec la science la plus récente et la plus rigoureuse quand il dit que *l'œil voit*. C'est un organe merveilleusement conformé pour recevoir les mouvements si rapides et si délicats de la lumière et en analyser les multiples qualités. La rétine est un incomparable instrument d'appréciation avec ses milliers de cônes et de bâtonnets microscopiques qui tous sont appelés à répondre à une vibration déterminée de l'éther, et il est impossible de ne pas en admirer la puissance, la beauté et la précision qui attestent la main du Créateur.

M. le Dr Ferrand ne semble pas avoir été frappé de ces caractères, puisqu'il refuse à l'œil le privilège de la sensation, puisqu'il ne lui concède qu'une impression purement passive. Les tubercules quadrijumeaux, qu'il intercale entre cet organe et l'écorce cérébrale comme un centre spécial, seraient seuls le siège de la sensation ; mais cette sensation même ne serait que primitive, ce serait la *sensation crue* de Vulpian. Nous avons vu que les faits s'opposent à une telle interprétation. On se demande à quoi serviraient les multiples éléments de la rétine, sinon à décomposer les rayons lumineux et à saisir les variétés des formes et des couleurs.

La sensation s'opère réellement dans la rétine : c'est, si l'on veut, une sensation brute, inconsciente, *mais c'est une sensation.*

Cette sensation est transmise par les fibres optiques dans le centre visuel de l'écorce cérébrale et devient consciente. La sensation est entière dans l'œil, mais elle n'est connue, perçue d'une façon consciente que par le cerveau. L'œil voit, il élabore et recèle les images sensibles ; mais ces images ne provoquent point, en lui, l'opération vitale d'où procède la perception complète. Seul le *sens commun*, localisé dans le cerveau, est capable de saisir l'acte visuel et de nous donner la conscience de notre propre vision.

Il y a donc, dans la sensation visuelle, deux organes, deux actes,

subordonnés l'un à l'autre, mais distincts l'un de l'autre. Ils sont
également nécessaires, également associés et inséparables. L'analyse philosophique les distingue et les sépare, mais l'acte visuel
les embrasse et les unit. Quand un des organes est entravé, dé-
truit, la vision ne peut plus s'accomplir : des exemples nombreux
rapportés plus haut en font foi. Si l'on enlève à un animal les
hémisphères cérébraux, l'œil semble encore accessible aux rayons
lumineux, mais la sensation qu'il reçoit est vaine, inutile :
l'animal l'ignore, et il n'en profite pas. Inversement le centre
visuel occipital demeure impuissant si l'œil ne reçoit plus la
lumière, si la rétine est détruite.

Le concours de l'œil et de l'écorce cérébrale est donc nécessaire pour voir ; mais, hâtons-nous de l'observer, ce concours est
simultané. Tout en distinguant les deux organes, gardons-nous
de méconnaître l'unité fondamentale de la sensation. L'acte physiologique de la vision ne se scinde pas : il est un et indivis.
Quand je vois, la sensation s'opère *à la fois* par la rétine et par
l'écorce cérébrale. Ce qui sent en effet, ce n'est pas la rétine, ce
n'est pas le cerveau, c'est l'âme vivante que ces puissances in-
carnent et qui préside à toutes les opérations de l'organisme.
L'unité saisissante de l'acte visuel trouve là son explication, que le
matérialisme n'arrivera jamais à fournir. L'âme, qui anime tout
l'être, prend, dans l'écorce, conscience de la sensation en même
temps qu'elle reçoit, dans l'œil, l'impression des objets; et la
vision se fait instantanément.

Comment opère le cerveau animé? Comment a lieu la commu-
nication ou plus exactement le correspondance des centres nerveux? Quel est le cours de l'influx nerveux dans cette merveil-
leuse évocation des formes sensibles qui constitue la vision? On
ne le sait pas encore. C'est le secret de la nature ou plutôt, comme
dit Bossuet, c'est le secret de Dieu.

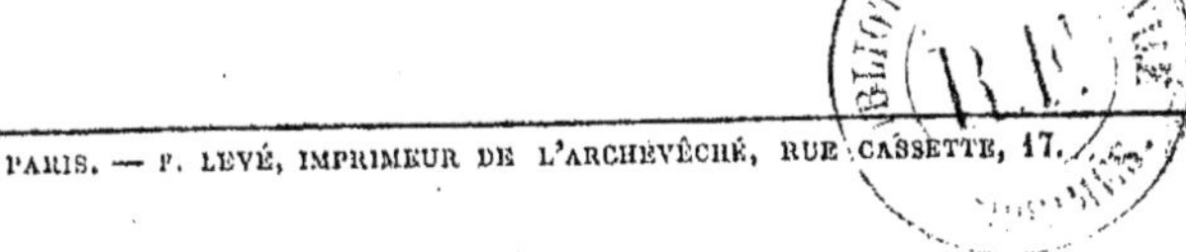

PARIS. — F. LEVÉ, IMPRIMEUR DE L'ARCHEVÊCHÉ, RUE CASSETTE, 17.

276

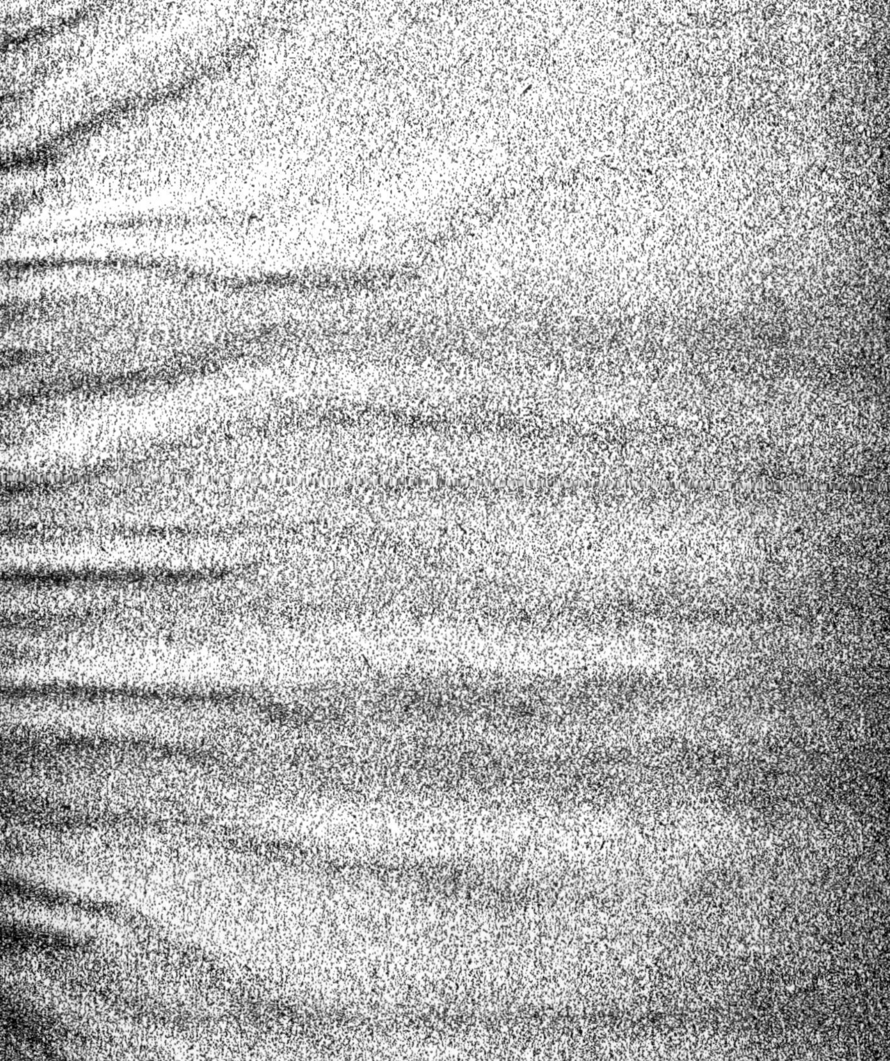

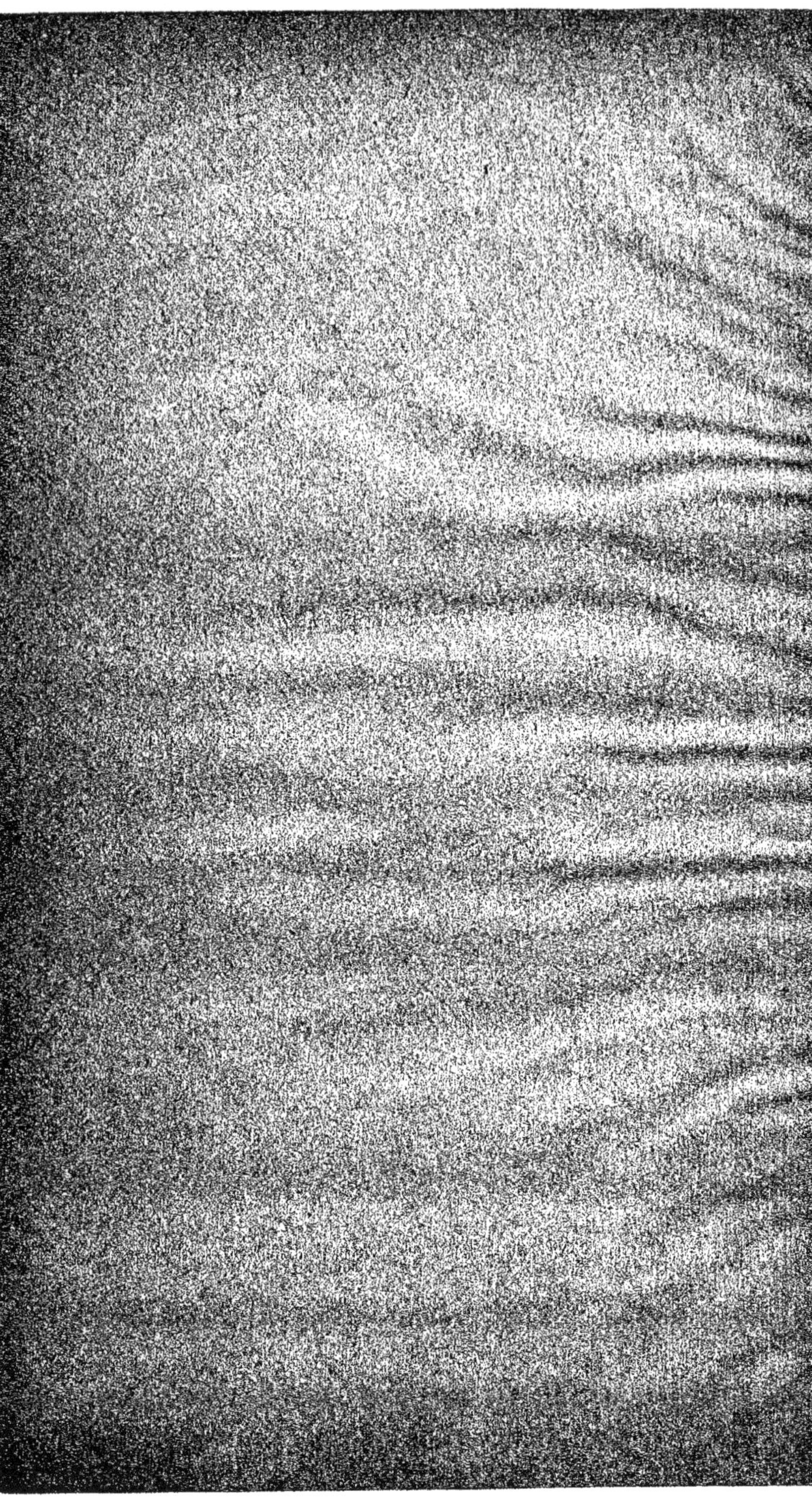

9 782013 667579